ESQUISSE

DES

MALADIES QUI ONT SÉVI SUR LES SOLDATS

DE L'ARMÉE D'ORIENT.

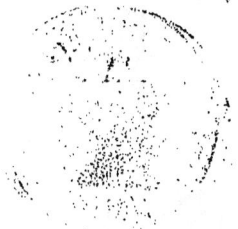

ESQUISSE

Historique et Philosophique

DES

MALADIES QUI ONT SÉVI SUR LES SOLDATS

DE L'ARMÉE D'ORIENT,

DEPUIS LE DÉBUT DE LA CAMPAGNE JUSQU'A CE JOUR;

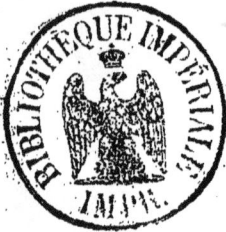

PAR M. SCRIVE,

Médecin en chef de l'armée.

———◦◦◦———

PARIS,

IMPRIMÉ PAR HENRI ET CHARLES NOBLET,
Rue Saint-Dominique, 56.
—
1856

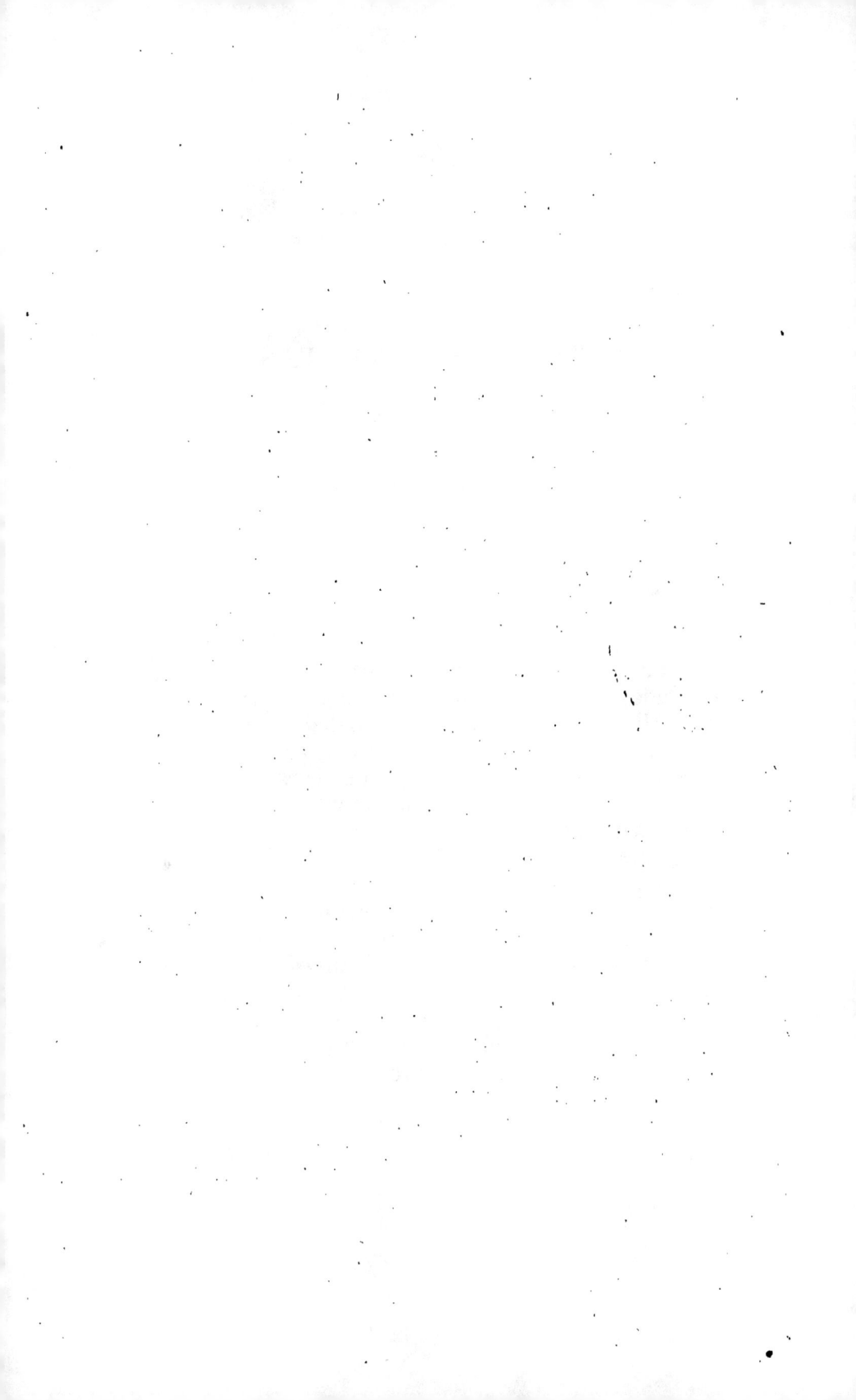

ESQUISSE

HISTORIQUE ET PHILOSOPHIQUE

DES

MALADIES QUI ONT SÉVI SUR LES SOLDATS

DE L'ARMÉE D'ORIENT,

DEPUIS LE DÉBUT DE LA CAMPAGNE JUSQU'A CE JOUR (1).

———

Pour avoir une idée vraie et féconde des affections morbides qui ont sévi sur les soldats de l'armée d'Orient, il ne faut pas étudier ces maladies une à une, isolées pour ainsi dire, car, vues de cette manière, elles ne reflèteraient pas les grands caractères communs et généraux qui les constituent ; au contraire, étudiées dans leur ensemble et dans leur marche souvent parallèle, elles permettent de saisir les contacts incessants qu'elles ont entre elles, contacts qui sont fréquemment assez puissants pour modifier leur expression, leur intensité relative, je dirai même leur essence, jusqu'à leur donner une physionomie nouvelle qui n'a de la maladie type que le nom. C'est qu'aussi les causes qui rendent malades les gens de guerre offrent une telle variété, une telle multiplicité, une telle énergie, et une telle continuité d'ac-

———

(1) 5 février 1856.

tion, qu'il faut nécessairement admettre qu'elles déterminent les formes nombreuses d'expression morbide qui tromperaient l'observateur inattentif et le conduiraient fatalement à l'erreur.

En effet, deux grandes séries de causes agissent sur les armées en campagne :

1° Des causes inhérentes à la vie propre du soldat ;

2° Des causes inhérentes aux lieux où il est transplanté.

Les premières, dont l'effet est à peu près le même partout, quel que soit le pays habité, comprennent la vie en commun, les aliments spéciaux de guerre, l'ancienneté plus ou moins grande dans le métier des armes, les vêtements, les abris appropriés ou non, suivant le territoire théâtre de la guerre, les germes importés d'affections épidémiques, qui éclatent près ou loin du foyer producteur, l'action de guerre plus ou moins énergique, plus ou moins continue, plus ou moins pénible, et produisant une influence plus ou moins marquée sur le moral; enfin les germes morbides, créés sur place par la concentration forcée des troupes elles-mêmes et par la nécessité de satisfaire les besoins de la vie d'une grande masse d'hommes réunis.

Les secondes causes comprennent : les influences d'un climat nouveau sur l'homme qui n'y est pas habitué, influences générales quant à la latitude du lieu occupé, et locales quant à la configuration géographique des terres, l'existence, par exemple, de marais, eaux croupissantes ou eaux non potables, ou bien absence d'eau, de végétaux, de bois, etc., etc.

En se plaçant à ce point de vue élevé de pathogénie des armées, le médecin forme vite son expérience, et prévient facilement le mal qu'il prévoit, si les moyens en sont mis à sa disposition ; ou bien, s'il n'est pas complètement en son pouvoir de le prévenir, il en analyse sûrement l'intensité et la nature, et y porte le remède palliatif le plus salutaire. C'est grâce à cette pratique rationnelle, vers laquelle j'ai dirigé nos médecins de l'armée de Crimée, qu'ils ont pu donner à l'autorité des conseils expérimentés et certains, et proposer de mettre à exécution des mesures d'hygiène rapidement efficaces. Ces mesures, ordonnées avec une énergique sollicitude par le commandement et l'administration, ont puissamment contribué à faire résister notre armée à l'étreinte désastreuse des maladies, et lui ont permis de vaincre au milieu de conditions terribles et destructives. Je suis heureux et fier de pouvoir donner aux médecins de Crimée ce témoignage flatteur, récompense méritée de leurs savants et persévérants efforts.

Les considérations générales d'appréciation que nous venons d'établir serviront à relier entre eux les faits médicaux dont nous allons esquisser l'histoire, et à leur donner une signification positive et rationnelle.

Les divisions françaises destinées à constituer le corps expéditionnaire d'Orient arrivèrent successivement à Gallipoli, lieu de rendez-vous général. Le premier envoi de troupes (3e chasseurs) toucha terre en Turquie le 31 mars 1854. A la fin de mai, il y avait dans les camps, à six kilomètres de Gallipoli, quarante mille hommes, et cependant le chiffre des malades atteignait à peine six cents (onze décès depuis le début de l'occupation); il était facile de prévoir ces résultats : en effet, la presqu'île de Gallipoli est salubre : à part quelques marais dans le voisinage de Boulhaïr, elle est à peu près dans les conditions climatériques du nord de l'Afrique et du midi de la France d'où venaient nos soldats; il n'y avait donc que peu ou point d'influence du côté du changement de climat. La saison était favorable : on était arrivé dans le mois d'avril, qui, en général, est plus froid que chaud, mais sans exagération; nos soldats étaient robustes, vigoureux, épurés par l'expérience de la vie d'Afrique, et habitués, pour la plupart, à la vie des camps ; ils n'entraient pas immédiatement en campagne active, et n'avaient, par suite, aucun travail considérable à exécuter. On ne pouvait pas réunir des conditions plus favorables, et le petit chiffre de nos malades le démontrait suffisamment.

Dans les premiers jours de juin, l'armée fut dirigée sur Varna ; le temps était beau, favorable, la chaleur n'était pas trop intense ; aussi la cavalerie et le 2ᵐᵉ corps, admirablement conduits par le général Bosquet, par Andrinople et les Balkans, ne fournirent que quelques rares malades pendant la route. La première division fut embarquée ainsi que la quatrième ; la troisième prit le chemin de Constantinople, où, après un court séjour, elle fut embarquée à son tour pour Varna.

Le territoire de cette dernière ville, quoique moins favorisé que celui de Gallipoli, est cependant sain ; il offre sur des plateaux élevés, à huit kilomètres de la ville, des campements excellents ; aussi, du 16 au 30 juin, le bulletin sanitaire ne comptait que 302 entrées ; c'était un résultat des plus satisfaisants. Mais cet état de choses ne devait pas durer longtemps : dans les premiers jours de juillet, de nombreux cas de cholérine sont signalés dans les divisions, et M. Siesz, chef du service médical de l'hôpital, constate, quelques jours avant l'arrivée du quartier général à Varna, un cas de choléra sporadique terminé par la mort, chez un zouave d'une des divisions. La cinquième division, qui vient d'arriver, a offert en route des cas de choléra ; un homme du 42ᵉ régiment de ligne, qui faisait partie de cette division, entre à l'hôpital de Varna atteint de choléra, le 3 juillet, et meurt dans la journée.

A partir de ce moment, les mesures hygiéniques les plus sévères furent prescrites, et l'on attendit avec inquiétude le développement probable d'un fléau qui, d'une part, nous avait été importé par la cinquième division, et qui, de l'autre, devait déjà avoir une certaine énergie d'influence locale.

Au 19 juillet, plus de trente cas de choléra bien caractérisés s'étaient manifestés, et ce qui surtout était remarquable, c'était, comme je le disais dans mon rapport à M. l'intendant, que le fléau pesait, non pas sur les divisions, qui avaient à peine fourni deux cas, mais bien sur les malades de l'hôpital, sur les troupes venues récemment de France, et sur celles placées dans un cercle peu éloigné de l'hôpital et de la ville de Varna.

Cette particularité me conduisit à donner le conseil d'ouvrir les ambulances de division dans les divers camps, de ne plus diriger sur l'hôpital que les cholériques, et d'établir au loin un établissement pour les convalescents de l'hôpital. De cette façon, l'hôpital ne recevant plus de malades et envoyant ses convalescents loin de la sphère d'influence cholérique, les cholériques étant disséminés sous des tentes très-espacées, il y avait tout lieu d'espérer que nous en finirions avec cette épidémie, qui s'entretenait par l'arrivée de nouveaux malades, et qui étendrait infailliblement son foyer d'une manière désastreuse. M. l'intendant accepta ces propositions. Pendant qu'on s'apprêtait à les exécuter, les divisions reçurent l'ordre de faire un mouvement sur la Dobrutscha. Il ne fut donc pas possible de se servir des ambulances qui devaient accompagner les troupes. On dut créer, sur un vaste plateau nommé Franka, à 8 kilomètres de la ville, un grand hôpital sous tentes, destiné à recevoir tous les malades des divisions qui n'avaient pas pris part au mouvement en avant (4ᵉ et 5ᵉ). Un dépôt de convalescents fut aussi organisé dans le voisinage. Cette mesure, d'extrême prudence, eut un succès complet, et fut le point de départ de l'établissement d'autres hôpitaux sous tentes, imposés plus tard par la nécessité, et donna l'idée d'un semblable hôpital pour les cholériques, en supprimant l'hôpital de Varna, où la mort ne cessait de frapper les anciens malades.

On peut estimer, sans craindre de se tromper, à plusieurs milliers le nombre de soldats qui durent la vie à cet éparpillement en plein air et sous la tente des militaires malades ou cholérisés.

Ce qui démontre plus encore l'excellence de ces dispositions, c'est la terrible mortalité de Gallipoli, où, sur quatre mille hommes de garnison, plus de neuf cents succombèrent parce qu'on vint trop tardivement à la mesure conseillée au début de l'épidémie à Varna.

Les divisions expéditionnaires parcouraient alors la Dobrutscha pour y surprendre l'ennemi, qu'on disait y exister. Leur état sanitaire était excellent depuis le départ, lorsque, au huitième jour, le choléra fit une effrayante explosion, principalement sur les colonnes avancées. Les zouaves du premier régiment, qui étaient arrivés par mer à Kustendjé, et qui de là s'étaient enfoncés dans le pays, à deux journées de marche, précédés par les bachi-boudjougs et suivis des divisions, furent obligés de rétrograder. En une journée, trois cents hommes du régiment furent atteints, et presque tous d'une manière foudroyante. Leur médecin, M. Maupon, les ramena à grand'peine à Kustendjé, où l'on s'aperçut que trente avaient disparu en route. A ce nombre vinrent se joindre, et ceux qui furent atteints dans la ville, et les malades envoyés de la première division, placée à quelque distance de la ville, au nombre de dix-huit cents, et destinés à être embarqués pour Varna. En quelques jours, on enterra douze cents cadavres à Kustendjé. Notre camarade Monnier fut de ce nombre. Le reste des malades fut embarqué sur des frégates à vapeur de l'Etat, et arriva à Varna dans une déplorable situation.

Jamais je n'ai assisté à un spectacle plus épouvantable que celui qui s'offrait aux yeux sur la plage de Varna lorsqu'on mettait à terre ces pauvres soldats, rendus méconnaissables par le terrible fléau qui les frappait. Une fois surtout, c'était le soir, et la clarté

douteuse de la lune donnait encore des teintes plus
lugubres au tableau ; les malades étaient hissés hors
des barques par les marins : arrivés sur le sable de
la plage, les uns se laissaient tomber lourdement,
les autres marchaient quelques pas, comme des gens
ivres, ou se traînaient et tombaient bientôt pour res-
ter, sans s'aider du moindre effort, dans la position
de la chute ; quelques-uns étaient nus ou presque
nus, ou couverts de pièces d'habillements qui n'étaient
pas les leurs. Officiers, sous-officiers et soldats, pêle-
mêle, tous rangs étaient confondus. La plupart deman-
daient à boire, de cette voix cassée, presque sépulcrale,
propre à la maladie ; d'autres poussaient des cris ou
gémissaient sous l'impression douloureuse des crampes. Ceux qui avaient succombé à l'instant du débarquement étaient alignés sur la berge, chacun
ayant conservé la position que l'agonie lui avait don-
née. C'était la scène de désolation la plus émouvante
qu'on puisse imaginer ; et les malheureux qui vivaient encore n'étaient pas au bout de leurs cruelles épreuves, ils devaient être transportés, qui sur
des litières et des cacolets, qui sur des prolonges du
train ou des arabas, à deux lieues de distance, dans
des hôpitaux improvisés la veille ou le jour même.
Alors seulement le repos et les soins empressés com-
mençaient.

Telles furent les conséquences déplorables de ce choléra foudroyant, surprenant à l'improviste nos troupes
dans un pays dévasté et malsain, qui n'offrait pas la
moindre ressource pour soulager de pareilles infor-
tunes. A sa rentrée, la première division, si brillante
et si nombreuse au départ, ne se reconnaissait plus ;
il ne lui restait plus à l'effectif que six à sept mille
baïonnettes ; elle en avait douze mille à l'arrivée de
France.

Pendant un mois encore, les divisions furent éprou-
vées par la maladie ; mais le fléau avait perdu de son
intensité. Un peu plus tard il nous quitta, en lais-
sant un grand nombre de soldats faibles et débilités,

qui entraient presque tous aux hôpitaux, et chez lesquels se déclaraient fréquemment des phénomènes
typhoïdes qui ont produit de nouvelles victimes.

En résumé, le choléra, au 31 juillet, avait fait perdre
à notre belle armée, soit primitivement, soit consé-
cutivement, huit mille hommes environ, dont plus
de la moitié avait succombé à la violence du mal, et
dont le reste était en traitement ou en convalescence,
et incapable de rentrer en ligne.

Le 2 septembre, les quatre premières divisions
s'embarquaient joyeusement pour la Crimée, oubliant
pour la gloire les misères qu'elles venaient de subir.
Pendant la traversée, le nombre des malades fut extrêmement minime ; il en fut de même les premiers
jours du débarquement : quelques cas isolés de choléra, mais sans extension (cinquante environ depuis
le départ de Varna). Le 19, la victoire de l'Alma vient
exalter tous les courages et présager le succès de
l'expédition. On séjourne deux jours sur le champ
de bataille, et, pendant la marche en avant qui suit
le séjour, le choléra reparaît dans quelques régiments,
s'attaquant plus particulièrement aux officiers, qui,
en raison de l'impossibilité de se faire suivre de leurs
bagages en Crimée, vivaient comme les soldats (vingt
à vingt-cinq invasions par jour). Deux de nos médecins
furent atteints : Michel du 7e léger, tué en deux heures
par le fléau, et Bailly, qui alla mourir à Constantinople cinq jours après. Dans la nuit suivante, le
maréchal Saint-Arnaud, notre illustre chef, est surpris
par une attaque sérieuse du mal, et succombe bientôt
sur le chemin de la France. Cette recrudescence, heureusement, ne dura pas longtemps. Le 2 octobre, il
n'y avait plus que quelques cas isolés. C'est alors que
commence le siège de Sébastopol.

Arrêtons-nous un instant à cette phase des opérations militaires, et, en résumant les faits médicaux,
cherchons leur signification réelle dans cette première
période de la campagne. A Gallipoli, l'état sanitaire

est parfait, il est presqu'aussi parfait à Varna, lorsque le choléra, importé et probablement préexistant
dans les conditions atmosphériques locales (les cholérines observées avant l'arrivée de la cinquième
division en sont une preuve), fait irruption brusquement dans l'armée et y produit des effets désastreux.
Partout où les mesures préventives sont activement
et énergiquement prises, la violence du mal est
moindre, et le chiffre général des pertes est moins
élevé. Cela tient au contingent énorme donné par la
Dobrutscha et par Gallipoli. A Varna, les précautions de
la médecine, de l'autorité et de l'administration oppo-
sent une digue formidable au fléau, et, si elles ne peu-
vent ni le prévenir absolument, ni le détruire à l'instant de son invasion, elles en atténuent les ravages et
en diminuent les proportions. C'est, dans cette période,
la seule maladie, pour ainsi dire, qui ait gravement
sévi sur l'armée, car nous avons montré que les affections typhoïdes observées après l'épidémie étaient
les conséquences de son contact, à faible degré, ayant
déterminé des débilitations profondes chez beaucoup
de soldats.

En Crimée encore, une recrudescence se fait sentir, recrudescence dont on peut trouver en partie
l'explication dans le séjour peut-être un peu trop
prolongé de l'armée près du champ de bataille de
l'Alma, où pourrissaient de nombreux cadavres de
Russes et de chevaux. Comme les émanations miasmatiques (exemple, la reconnaissance des divisions
dans la Dobrutscha), les exhalaisons putrides animales
facilitent merveilleusement le développement des épidémies imminentes. Le choléra est donc le seul agent
morbide considérable qu'ait éprouvé l'armée dans la
première période de la campagne. Partout où son
action a pu être amoindrie, la part inévitable du feu
a été faite, et le nombre des victimes a été moins grand
par suite des mesures énergiques et rationnelles ap-
pliquées à prévenir le mal et à le détruire.

Dans la période qui va suivre, celle du siège, d'au-

tres influences imposées par la nécessité vont changer
la scène. On avait pensé que Sébastopol pouvait être
enlevé par un coup de main ; cet exploit accompli, et
les vaisseaux russes détruits, l'établissement de nos
troupes en Crimée semblait ne plus avoir de raison
d'être. L'évènement ne justifia pas malheureusement
les prévisions qu'on avait formées. Après un essai
infructueux au 17 octobre (ouverture du feu par quarante canons de gros calibre), il fut décidé que la
prudence exigeait un siège en règle, et que l'armée
passerait l'hiver aux travaux nécessaires à cette grande
opération. Ce fut alors que commença cette œuvre de
fatigues, de misères, de privations de toute espèce,
qui n'a abouti à un succès définitif qu'après une lon-
gue année. Pendant cette pénible lutte, que d'actes
d'héroïsme ont été accomplis ! que de travaux gigan-
tesques ont été exécutés ! Personne n'a failli dans
cette tâche presque surhumaine. Les chefs dirigeaient
de leur personne et ordonnaient ; les subordonnés
les secondaient et leur obéissaient rigoureusement.
Jamais la moindre plainte ; dévouement toujours al-
lant jusqu'à l'abnégation la plus absolue ! L'action
continue de causes morbides profondément débilitantes et modificatrices de l'organisme, produisit bientôt son résultat inévitable. En octobre, quatre mille
soldats vinrent réclamer les secours des médecins
dans les ambulances, converties par la nécessité en
hôpitaux temporaires. Ces braves gens restaient dans
leurs camps tant qu'ils le pouvaient ; mais il arrivait
un moment où, les forces manquant au courage, celui-
ci devait céder. Nos malades, pour la plupart, offraient
des symptômes d'anémie compliquée de grande prostration nerveuse ; il y avait ébranlement profond et
diminution considérable de tonicité nerveuse, plutôt
que maladie ; l'appétit était languissant, sans être
perdu absolument ; le pouls était faible et un peu ac-
céléré, la maigreur générale déjà marquée. A ces
phénomènes se joignait souvent une diarrhée séreuse;
le moral était très-affaibli ; il en était de même des

mouvements musculaires. Lorsque cet état s'exagé-
rait, il prenait facilement le caractère typhoïde ; mais
c'était l'exception. En général, avec du repos, des
toniques, un bon régime, ces malades se relevaient
et devenaient convalescents ; mais ils restaient longtemps faibles, et avaient des rechutes à la moindre
fatigue. Les Anglais, chez lesquels l'alimentation
était insuffisante, présentaient cet état morbide à des
degrés plus intenses, et le nombre de leurs soldats
atteints était si considérable, que leur service de
guerre en était empêché. Leurs médecins, pour ca-
ractériser cette maladie, qui tenait un peu de tout et
ne ressemblait positivement à aucun type pathologi-
que précis, l'avaient appelée *mal des tranchées*, en
raison de sa cause principale, le service pénible des
tranchées.

Constamment nous observions de fréquents cas de
choléra partout, principalement sur les troupes nombreuses récemment arrivées de Varna ou de France.
C'était presque, à la suite de grands débarquements,
une véritable épidémie ; mais, en général, on ne re-
trouvait plus la forme foudroyante de la première explosion, et la maladie ne s'étendait pas ; peu de cyanose,
presque pas de crampes chez la plus grande partie
des cholérisés. Il était même assez facile d'obtenir un
commencement de réaction par l'emploi de la médi-
cation appropriée ; mais, sur plus de la moitié des
malades, cette réaction ne se soutenait pas ; com-
mençait alors une période typhoïde qui se terminait
presque toujours par la mort. Les moyens qui réus-
sissaient assez bien ont été : le vin chaud, le vin de
cannelle, le thé alcoolisé, le café quininé, les potions
cordiales et éthérées, les sinapismes promenés sur le
corps, les frictions sèches ou excitantes. Il était né-
cessaire de donner rapidement des aliments répara-
teurs et de facile digestion aux convalescents. Les
soldats atteints du mal des tranchées subissaient très-
facilement l'influence cholérique lors de ses recrudescences, et succombaient fréquemment. On obser-

vait en même temps les maladies climatériques : dyssenterie et diarrhée, et souvent l'ictère, à la suite des secousses cholériques.

On peut évaluer à huit cents le nombre des cas de choléra sérieux reçus aux ambulances pendant le mois d'octobre ; trois cent cinquante sont morts. Jusqu'au 14 novembre, la situation reste la même dans notre état sanitaire, sauf l'addition de six cents blessés français (affaire d'Inkermann et des tranchées). A cette date, le temps change brusquement, et une tempête avec pluie, comme, de mémoire de Tartare, on n'en avait jamais éprouvée en Crimée, s'élève pendant la nuit, et enlève toutes nos tentes et abris. Deux grandes baraques en bois, qui contenaient nos blessés à l'ambulance du grand quartier général, sont littéralement rasées à la base, vers sept heures du matin. Heureusement, nous n'avons à déplorer que la mort d'un blessé, et celle d'un infirmier atteint grièvement à la tête par un madrier. Le vent était si violent, qu'un caisson d'ambulance fut renversé sous nos yeux. A la suite de cette tempête, qui fit partout d'affreux dégâts, et dura une partie de la journée et de la nuit suivante, un froid intense se fit sentir, et nous constatâmes pour la première fois quelques cas de congélation.

Vers le milieu du mois, le choléra a presque totalement disparu ; les diarrhées et dyssenteries causées par une alimentation grossière et excitante, aidées du froid humide et des fatigues du service, deviennent très-nombreuses. Elles prennent une forte part du service médical. Le chiffre des entrées de ce mois atteint six mille : fiévreux, quatre mille huit cents : blessés, douze cents, y compris les Russes ramassés sur le champ de bataille. Avec les débris des baraques renversées par l'ouragan, on construit, sur un plan donné par moi, des taupinières pour abriter les blessés mieux que par les tentes : elles consistent dans de grands fossés creusés à la profondeur de un mètre, et recouverts d'un toit de planches. Ces abris pour-

ront protéger des intempéries de la saison cent vingt
blessés graves, et permettront d'attendre patiemment
les baraques qu'on nous promet.

Jusqu'à présent, les influences des conditions
anormales dans lesquelles vit l'armée, produisent
une impression fâcheuse sur la constitution d'un
grand nombre d'hommes; mais la résistance énergique que présente la masse aux causes destructives
de notre organisation n'est pas encore vaincue, elle
n'est qu'ébranlée et amoindrie. Le service des tranchées épuise les forces des soldats; mais ils ont en
compensation, pour les relever en partie, sinon une
alimentation choisie, au moins une alimentation
suffisante quant à la quantité, en viande, en pain et
biscuit, aidée de plus par la double ration d'eau-de-
vie les jours de service devant l'ennemi. Les mauvais temps sont encore supportables, et il est possible
de réagir contre eux; mais, dans les mois de décembre
et de janvier, la rigueur de l'hiver va s'accroître, les
abris en toile ne suffiront plus, les gardes de tranchées
dans la boue ou la neige (le soldat devant conserver
l'immobilité le plus ordinairement), fourniront de
nombreux malades. Ces prévisions, faciles à établir,
ne manquent pas de se réaliser; les affections internes
prennent graduellement plus de gravité; ces débilitations générales, que du repos et quelques toniques
relevaient, se compliquent fréquemment de diarrhées
chroniques et de symptômes typhoïdes. La proportion
des décès augmente dans le rapport direct de cette
plus grande gravité des maladies. Déjà, les anciens
soldats commencent à manifester des phénomènes
de scorbut. Ces prodrômes sont peu intenses : quelques douleurs dans les membres inférieurs, irritation
légère et gonflement des gencives, des taches pété-
chiales sur la peau; voilà tout au début, et nos braves
soldats n'en continuèrent pas moins leur terrible
métier. C'était si peu de chose que ce début de scorbut,
qu'on crut que les hommes présentant ces premiers
symptômes étaient atteints d'acrodynie : pour mon

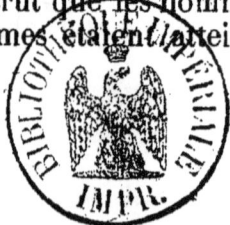

3*

compte, je n'ai jamais vu un seul exemple d'acrodynie
semblable à la description de l'épidémie acrodynique
de Paris.

Dans les premiers jours de décembre, j'écris à M.
le directeur du service de santé ce qui suit : « Le mauvais temps continue, et notre situation sanitaire s'en
ressent. Nous avons de nombreuses entrées aux
ambulances ; les maladies ne sont pas extrêmement
graves, cependant les affections cholériques ont re-
paru avec une certaine intensité depuis le mauvais
temps et les arrivages fréquents de nouvelles troupes.
Quelques cas graves de choléra-morbus ont été observés sur des dragons et des militaires du 23ᵉ léger. » Le
11 décembre, dans le but de prévenir l'encombrement
des ambulances, et d'éviter le plus possible les évacuations, extrêmement pénibles pour les malades en
hiver, je fis la demande d'un dépôt de convalescents,
qui fut accordé. Mais cette mesure n'a pas eu malheureusement les bons résultats que j'en attendais, et
on dut bientôt supprimer l'établissement. Quelques
semaines après, une mesure meilleure, et que le défaut
d'abris rendait impossible antérieurement, put être
prise sur ma demande instante : c'était la création
d'une infirmerie sous tente pour chaque régiment.

Les 2 et 3 janvier, l'atmosphère commença à se
refroidir, et, dans la nuit du 4 au 5, le thermomètre descendit à 6° au-dessous de 0 ; il fait un vent
violent qui chasse la neige en poussière très-fine et
incommode beaucoup les hommes. J'apprends que
quelques soldats sont morts de congélation. Un grand
nombre de militaires atteints de congélations à tous
les degrés, entrent aux ambulances à la suite de cet
affreux temps, qui dure quatre jours. Le dixième environ des congelés perdra un membre ou une portion
de membre. Le temps, qui s'était amendé, redevient
mauvais et froid. Vers le 15, neige toute la journée ;
le 16, tempête faisant tourbillonner la neige en poudre
fine, et empêchant de distinguer les objets à très-
courte distance. Le thermomètre est à 5° au-dessous

de 0. Le dégel arrive le 21 janvier. De nombreux congelés sont encore entrés aux ambulances, qu'ils remplissent. Le chiffre général est de deux mille cinq cents, dont huit cents ont succombé. Pas une des opérations faites n'a réussi ; il a fallu s'abstenir d'opérer. Nos ambulances deviennent insalubres par le grand nombre de malades qui y passent, et qui, malgré les évacuations fréquentes, les encombrent et les infectent de miasmes. De légères influences typhiques se manifestent et obligent à prendre des mesures rigoureuses et rapides d'assainissement ; elles ont pour résultat de faire disparaître les causes infectieuses, qui donnaient de graves inquiétudes.

Une autre complication du service médical vint encore, à la fin de janvier, éveiller l'attention de l'autorité et la nôtre : c'était l'accroissement considérable du scorbut, en nombre et en gravité à la fois. Ce qui inquiétait davantage, c'était de voir que les soldats les plus solides et les plus anciens étaient surtout atteints par cette maladie. Je visitai avec le plus grand soin tous les campements de l'armée, récoltant les opinions des chefs des services médicaux, interrogeant les hommes, recherchant ce qui, dans leur manière de vivre ou dans leur mode varié d'abris, pouvait avoir une influence marquée sur la modification du sang, qui menaçait de nous priver de nos meilleurs soldats. Je pus recueillir, par cet examen minutieux, de nombreux documents, qui, dans un rapport, furent transmis à l'autorité, suivis des conseils que mes recherches m'avaient inspirés. Dans ce travail, j'établissais que la cause efficiente du scorbut était unique, que c'était l'usage prolongé des vivres de campagne, qui constitue une alimentation grossière, trop uniforme et dépourvue de végétaux frais, indispensables à la nourriture de l'homme ; que cette cause seule, efficace pour produire le scorbut, trouvait un adjuvant plus ou moins énergique dans les influences débilitantes et dépressives de la vie de campagne, et, de plus, dans la nature des vivres eux-mêmes, dont la qualité laisse toujours un peu à désirer dans les conditions difficiles : ainsi, la viande fraîche provient fréquemment d'animaux malades ou faibles ; les denrées éprouvent des avaries par leur transport lointain sur mer, et par leur séjour dans des magasins qui les protègent mal. Je conseillai de soumettre à un régime varié, végétal si c'était possible, au moyen de légumes conservés, dont la base serait la viande fraîche de bonne qualité, et le pain, les soldats chez lesquels la maladie scorbutique était au début ; d'envoyer ceux qui étaient atteints plus fortement à Constantinople, leur traitement n'étant pas possible enCrimée. J'insistai pour que l'on prescrivît aux hommes de récolter le pissenlit, très-répandu en Crimée, et de le manger en salade à tous leurs repas.

A la fin de février, les régiments contenaient trois mille scorbutiques, cent environ par régiments anciens, vingt-cinq par régiments nouveaux. Aucun des cas observés dans ma visite n'était grave absolument. Il y avait moins de scorbut au corps de siège qu'à l'armée d'observation. C'étaient surtout les soldats ayant fait un ou deux congés qui étaient atteints sérieusement ; chez beaucoup, l'appétit était conservé. Les hémorrhagies, même légères, étaient rares. Les symptômes les plus intenses étaient des épanchements du sang modifié dans l'épaisseur des membres inférieurs et supérieurs. Souvent la maladie était pure, sans mélange d'autre affection ; dans quelques cas, la diarrhée s'y joignait, mais exceptionnellement. Plus tard, cette alliance s'est offerte plus souvent dans nos ambulances, et il était assez fréquent de voir, sur un fond scorbutique, des diarrhées, des dyssenteries chroniques et des affections typhoïdes et typhiques, qui, par suite de la dénaturation primitive du sang, faisaient rarement grâce aux malades et les emportaient.

En raison de mon opinion formulée plus haut, la cause persistante étant la même, mais à un degré différent, en été comme en hiver, cette dernière saison ne doit pas avoir la spécialité privilégiée du scorbut. En effet, au milieu de l'été, une recrudescence considérable de ce mal fut observée, à l'époque où les grandes chaleurs ajoutent habituellement, pour leur part, à la gravité et au nombre des maladies. C'est dans ce moment que nous avons retrouvé ces dyssenteries scorbutiques si souvent mortelles, et cette association des symptômes scorbutiques et typhiques se disputant les mêmes victimes. La situation exceptionnelle en campagne de l'armée de Crimée, qui sera la source de grands enseignements d'hygiène générale des gens de guerre, nous apprend, dans cette circonstance, que, pour prévenir le scorbut chez les soldats transplantés dans un pays dépourvu de légumes, il est indispensable de remplacer cette absence d'aliments nécessaires par une distribution régulière et suffisante de légumes conservés.

Les mois de décembre et de janvier ont donné quinze mille cinq cents entrées aux ambulances, dont: fiévreux, quatorze mille; blessés par le feu, quinze cents; les scorbutiques vont à deux mille cinq cents; les congelés, à deux mille six cents; le typhus, à deux cent cinquante; le choléra, à douze cent cinquante cas.

Le chiffre des décès a atteint dix-sept cents.

Le mois de février ne fut que la continuation du mois précédent pour la nature des maladies, mais cependant avec une légère atténuation des causes et par conséquent diminution des effets. Les affections typhiques seules semblent s'accroître. Nous sommes obligés d'évacuer complètement et de déplacer l'ambulance de la première division du deuxième corps, où le typhus menace de prendre racine. Un des médecins de l'établissement succombe en quelques jours à son atteinte; c'est le docteur Foucault, sujet plein d'avenir. Quelques jours après, le médecin-major Colmant, chef du service, Ving, médecin aide-major, et Verneau, sous-aide, sont frappés par le fléau: Verneau meurt, Colmant et Ving guérissent ; enfin, Ancinelle, médecin-major extrêmement distingué, vient succomber à la même affection, quelques jours après, à l'ambulance du grand quartier général. D'autres typhus, mais à formes plus atténuées que les cas précédents, se manifestent dans presque tous les services de médecine. Kamiesch en offre une assez grande quantité pour nécessiter de ma part une visite détaillée de l'hôpital et des campements circonvoisins, à la suite de laquelle on prescrit des mesures de désinfection rapidement efficaces. Le docteur Moreau, médecin à la plage, est évacué atteint d'affection typhique sérieuse ; on est forcé de prendre le même parti pour M. le docteur Dumont. Toujours, grâce au zèle et au dévouement du corps de santé, aidés de la sollicitude extrême et intelligemment dirigée de l'administration, nous avons pu conjurer le typhus des armées. Mais, malgré toutes nos parfaites mesures préventives, il nous a été impossible d'empêcher l'explosion des cas isolés, qui prenaient leur origine dans les habitations incomplètes, insuffisantes et souterraines des soldats, qui cherchaient à éviter le froid, leur plus grande préoccupation.

On éprouve dans le courant du mois, le 10, un ouragan avec neige et pluie, et le 12 une forte gelée. Le choléra ne donne presque plus de malades. Plusieurs jours de gelée et de neige jusqu'au 24, entrecoupés de beaux jours. Le 24, attaque du mamelon Vert pendant la nuit par le 2e zouaves et le régiment de marine. Elle n'a pas de succès, et produit cent cinquante hommes tués ou disparus et cent cinquante blessés plus ou moins grièvement. Nous constatons que depuis quelques jours nos blessures se ressentent des fâcheuses conditions de la santé générale. Les chairs prennent un aspect blafard ; les gangrènes traumatiques sont fréquentes ; je crains la pourriture d'hôpital, dont je n'ai observé que deux exemples jusqu'à présent, facilement modifiés par l'aération sous tente et l'isolement.

Nous ne réussissons plus aussi bien qu'au début.
Il est vrai, comme je le trouve écrit sur mes tablettes,
que nous sommes fort mal.

Dans le but de remercier les médecins de leur zèle et
de leur abnégation, qui ont été admirables et souvent
entourés de dangers, le général en chef leur adresse
l'ordre général suivant, en date du 9 mars 1855 :

« Depuis le commencement de cette pénible et
« glorieuse campagne, les officiers de santé des hô-
« pitaux, des ambulances et des divers corps ont
« rivalisé de zèle et d'activité. Pour donner des soins
« aux soldats malades ou blessés, et remplir digne-
« ment une tâche que les circonstances rendaient
« laborieuse et périlleuse, ils ont multiplié leurs ef-
« forts et ont su pourvoir à toutes les nécessités de la
« situation. Chaque jour témoin des actes de dévoue-
« ment du corps de santé, le général en chef lui
« adresse des remerciements auxquels l'armée toute
« entière voudra s'associer.

« *Signé :* Canrobert. »

Je conserve religieusement dans mes archives un
exemplaire de cet ordre, qui me vint de l'excellent
général avec une annotation flatteuse de sa main, et
que je considère comme la plus belle récompense que
j'aie reçue de ma vie.

Les entrées, sur un effectif de quatre-vingt-neuf mille
hommes, vont à huit mille deux cents, les décès à
cinq cent quarante-trois. En résumé, il y a dans ce
mois, comparé aux mois précédents, une améliora-
tion sensible qui se continuera dans l'avenir ; et, bien
que l'armée voie prendre successivement à son effectif
le chiffre de quatre-vingt-seize mille en avril, et cent
sept mille en mai, les totaux des entrées et des décès
seront toujours au-dessous de ceux des mois de décembre, janvier et février.

Les opérations de guerre marchent avec lenteur

depuis la victoire d'Inkermann. On continue le siège avec des difficultés inouïes. Le feu de l'ennemi nous amène à l'ambulance de tranchée (dite du Clocheton, et que j'avais établie avec M. le sous-intendant de Séganville le 17 octobre) une moyenne de quinze blessés par jour. Le 9 avril, le feu des Français et des Anglais est ouvert sur toute la ligne ; cinq cent et une pièces tonnent. Elles ont chacune six coups à tirer par heure et pendant dix jours ; les Russes ripostent, et, du 9 au 20, il nous est mis hors de combat mille cinq cents hommes tant tués que blessés.

Le printemps étant venu, il était indispensable de faire subir aux mauvaises conditions de campement de l'armée, rendues nécessaires par l'hiver, des modifications hygiéniques susceptibles d'éloigner le danger, plus terrible encore à l'approche des chaleurs. Une circulaire du médecin en chef de l'armée, approuvée par l'intendant, fut mise à l'ordre général de l'armée par le général en chef (voyez *Collection des ordres de l'armée d'Orient*, n° 189, 1re série), en date du 17 mai. En conséquence de cet ordre général, M. l'intendant fit lithographier et envoyer à tout le personnel médical une circulaire très-détaillée et explicative, avec ordre impératif d'exécuter rigoureusement les prescriptions qui y étaient contenues. Les grandes mesures ordonnées ont été prises avec ensemble et sollicitude, et ont préservé l'armée de grands désastres, suites infaillibles à prévoir de l'occupation, prolongée outre mesure, d'un sol infecté de détritus animaux de tous genres.

Vers le commencement de mai, une recrudescence cholérique reparut dans l'armée. On en aura une idée, ainsi que de l'état sanitaire général, par l'extrait suivant de mes rapports de l'époque au conseil de santé :

« Le chiffre des cholériques, qui était très-peu considérable au 1er mai (9 restants), s'est accru pendant le mois, et, sans prendre cependant des dimensions inquiétantes, cette maladie a sévi successivement dans les diverses divisions de l'armée. Ce qui est digne de remarque, c'est que, dans sa marche, elle a suivi l'ordre inverse de la salubrité des campements. Elle a débuté par les quatrième et cinquième divisions du deuxième corps, enclavées au milieu des autres divisions du même corps et moins hygiéniquement établies. Puis est venu le tour de la troisième division, moins salubrement installée que la deuxième, et surtout que la première, dont le campement était excellent. Enfin, la deuxième paya son tribut, et plus tard la première. A leur suite, le choléra apparut successivement dans la cavalerie, l'artillerie et le génie, et en dernier lieu au premier corps, qui semblait, pendant l'épidémie du deuxième, jouir d'une immunité complète. Bien plus, il fut plus rudement secoué; une de ses divisions, la première, partie pour Kertch, n'avait pas un cholérique en arrivant dans cette ville : quelques jours après son arrivée, de nombreux cas de choléra s'y déclaraient, en même temps que dans les autres divisions qui étaient restées sur le plateau Chersonèse. Singulier fléau! aussi étrange dans ses allures que terrible dans ses attaques. J'ajoute que des précautions de toutes sortes ont été prises, comme toujours; que les cholériques ont été isolés et disséminés, et que la maladie s'est assez rapidement atténuée. Le typhus n'a pas pris d'extension ; cependant les corps détachés à la plage ont fourni un chiffre proportionnel plus considérable, ce qui a attiré mon attention et éveillé la sollicitude de l'administration. Plusieurs mesures d'hygiène ont été prescrites, et la commission d'hygiène permanente de Kamiesch s'est mise en demeure de s'occuper activement de notre port de débarquement. Malgré les influences morbides générales que nos mesures préventives n'ont pu qu'atténuer, l'état de santé de l'armée es satisfaisant et ne nous inspire d'inquiétude ni pour le présent, ni pour l'avenir. »

— C'est dans cette situation assez propice que l'ac-

tion de guerre prit un essor plus grand et plus rapide. Kertch, surprise par une expédition maritime
bien conduite, tombe entre nos mains. Les travaux de
contre-approche, poussés activement, jettent dans
nos ambulances, les 22 et 23 mai, douze cents blessés le premier jour, et huit cents le second (affaire
des voltigeurs de la garde, côté gauche des attaques).
Le 25, l'armée se porte sur la Tchernaïa, pour faire
diversion, ayant reçu le corps de réserve et la garde
impériale, venus de Constantinople. Successivement
ont lieu les grands faits de guerre suivants : l'attaque
du mamelon Vert est des Batteries Blanches, qui est
couronnée d'un plein succès (7 juin); l'attaque in-
fructueuse de Malakoff (18 juin). A dater de cet in-
succès, on travaille vigoureusement à se rapprocher
des fortifications russes, afin de renouveler avec plus
de chances favorables l'assaut, que la grande distance parcourue par les troupes sous le feu de
l'ennemi avait fait manquer.

Le 16 août, les Russes traversent de grand matin
la Tchernaïa, et nous attaquent avec quarante mille
hommes dans nos lignes de Fedouchine; ils sont re-
poussés, et nous gagnons en quelques heures, par la
bravoure énergique de nos soldats, la bataille de
Tracktir.

Aux premiers jours de septembre, nous n'étions
plus qu'à quarante mètres de Malakoff : l'assaut fut
décidé, et le 7 la première division s'établissait d'une
manière irrésistible dans le bastion en en chassant
les défenseurs.

Cette seule attaque avait réussi d'emblée : celle du
bastion central et des redans avait échoué. Mais
la prise de Malakoff était suffisante ; ce qui fut dé-
montré le soir même par la retraite des Russes de
Sébastopol. Le but était atteint, les vaisseaux russes
étaient coulés ou détruits; nous étions maîtres du
boulevard russe de la mer Noire; mais notre con-
quête avait trop coûté de sang généreux. Dans toutes
les dernières affaires qui se sont rapidement succé-

dé, nos pertes, en blessés et en tués, ont atteint le chiffre de trente-cinq à trente-huit mille, officiers et soldats.

Et, pendant le cours de ces héroïques trois derniers mois, nous avions à lutter contre cet affreux choléra, qui semblait nous quitter par moment pour nous reprendre aussitôt de plus belle. Le 28 juin, le maréchal Raglan en était atteint, et y succombait. On peut du reste en juger par les totaux mensuels suivants : juin, cinq mille quatre cent cinquante cholériques : morts, deux mille sept cent trente ; juillet, mille deux cent quinze cholériques, huit cent cinquante morts ; août, mille quatre-vingt-dix-neuf cholériques, six cent quatorze morts ; septembre, six cent cinq cholériques, deux cent cinquante morts ; octobre, cinq cent cinquante-neuf cholériques, deux cent quatre morts ; novembre, cent soixante-dix-sept cholériques, quatre-vingt-cinq morts. Ces deux derniers mois ont été les moins chargés de malades ; la proportion de l'effectif aux malades a été de un sur quinze, au lieu d'être, comme presque toujours, de un sur huit, sur neuf ou sur dix (exceptionnellement un sur six ou cinq).

Pendant la période d'été, nous avons eu à observer quelques maladies nouvelles, les fièvres intermittentes et les fièvres rémittentes. Les premières se sont montrées dans les régiments campés sur les rives de la Tchernaïa, petite rivière à cours sinueux, contenant dans son parcours de nombreux marécages ; ces fièvres affectaient presque toutes le type quotidien. Elles n'ont pas offert de gravité. Elles ont touché un assez grand nombre de soldats ; mais la maladie, qui a surchargé nos ambulances pendant les grandes chaleurs, a été la fièvre rémittente à forme gastrique. Les symptômes de cette affection étaient les suivants :

Céphalalgie frontale opiniâtre et pénible, prostration générale, toux gastrique fréquente, état saburral des premières voies ; quelquefois diarrhée ;

fièvre continue modérée, avec exacerbation le soir ;
soif un peu développée, inappétence complète. Quelque
traitement qu'on appliquât à cette affection, elle
n'en suivait pas moins ses phases, et durait toujours
de trois à quatre septenaires. Quelquefois elle était
assez intense pour occasionner un délire léger ; dans
les exacerbations ou rémittences, elle pouvait se
compliquer de phénomènes typhoïdes, mais c'était
l'exception, et avoir dans ce cas une terminaison
funeste. Elle s'est associée, chez plusieurs malades,
à de vrais phénomènes typhiques. Les plus rares
complications étaient la dyssenterie et la diarrhée.

Un état morbide que nous avons observé fréquemment dans le cours de la campagne, et principalement pendant la saison des chaleurs, a été
l'ictère. Il nous a indiqué fréquemment, par son
apparition, la décroissance du choléra ; il s'est mani-
festé aussi parallèlement avec la fièvre rémittente.

En résumé, les maladies d'Italie, de Corse, du midi
de la France, sont celles que l'on observe en Crimée,
en tenant compte toutefois de la position géographique de cette presqu'île, qui est accessible de tous
côtés aux vents de mer ; ce qui fait que les contrastes
de température y sont extrêmes en quelques heures.
J'ai vu, en une journée, le thermomètre varier plusieurs fois de 20 degrés. Jusqu'à présent, sauf une
seule exception récente, le froid n'y a jamais été, à
mon observation, assez énergique et assez durable
pour faire naître des affections de poitrine nombreuses et graves. L'expérience que j'ai acquise par plus
d'un an de séjour en Crimée me permet de considérer
cette contrée comme très-salubre pour les habitants,
mais en même temps comme très-désagréable pour
les étrangers, à cause des contrastes de température et
des vents violents qui y règnent presque constamment.
Si nous avons fait de si énormes pertes, c'est que nous
étions en état de guerre permanent, sans aucun des
moyens protecteurs qu'exigent les intempéries des
saisons.

De cette rapide esquisse historique des maladies qui, depuis le début de la campagne jusqu'à ce jour, ont sévi sur l'armée d'Orient, il résulte, à mon avis, des enseignements précieux sur la véritable valeur des agents pathogéniques, et sur le seul mode vrai d'appréciation des caractères essentiels des lésions morbides observées.

Nous résumerons ce travail par l'exposé des considérations générales et des vues d'ensemble qui ont toujours servi de guide à notre pratique.

Pour ne pas s'égarer dans le dédale des formes offertes par les maladies de nos soldats de Crimée, je pense qu'il faut les réunir en quatre grands types pathologiques qui, à toutes les époques, ont produit les plus gros chiffres de maladies.

Je les divise donc dans l'ordre de leur plus grande intensité, en :

1º Affections cholériques (choléra et ses nuances) ;

2º Affections infectieuses dyssentériques, typhoïdes et typhiques ;

3º Affections scorbutiques ;

4º Affections climatériques et saisonnières.

Le choléra a, pour ainsi dire, toujours existé dans l'armée, depuis notre débarquement à Varna ; mais, constamment combattu par nos promptes et énergiques mesures, ses recrudescences, même les plus fortes, n'ont pas dépassé les chiffres des épidémies ordinaires, et ont peu duré. Inexplicable, comme toujours, dans ses causes, sa nature et même sa marche, il a subi, de la constitution médicale de nos mauvais jours, une certaine influence qui, cependant, ne peut pas être méconnue. Presque tous les cholériques qui ont succombé, et le chiffre en a été grand, ont présenté une réaction incomplète, suivie de phénomènes typhoïdes assez rapidement mortels. Les cholérines légères, chez les hommes à constitution détériorée et aux dispositions diarrhéiques, ont eu cette malheureuse terminaison. Le même résultat a été souvent signalé dans les ambulances pour les anciens diarrhéiques et dyssentériques qui y étaient traités. L'arrivée d'une légère influence cholérique brusquait le dénouement par une mort rapide. Les deux grands préservatifs, démontrés par l'expérience de Crimée, sont : l'isolement des cholériques, l'aération constante des tentes qui les abritent, et leur dissémination sur la plus grande étendue possible de terrain. Quant au traitement spécial, nous n'avons rien gagné sur l'ancienne méthode, qui, bien qu'appliquée avec conscience, n'a pas fait merveille.

Les maladies infectieuses ont été très-nombreuses; après le choléra, ce sont elles qui ont produit le plus grand nombre de victimes. Elles ont presque toujours transformé les autres affections observées, pour leur imposer leur caractère et les aggraver. Élément destructeur de la vitalité, créé par les privations, les misères de toute espèce, les émanations miasmatiques des grandes réunions d'hommes, la malpropreté, les variations atmosphériques les plus variées, l'alimentation toujours grossière, et quelquefois peu saine, des gens en campagne, enfin par les émotions morales les plus déprimantes et les plus continues, l'agent inconnu des fièvres infectieuses s'est attaqué avec acharnement aux constitutions ébranlées et fatiguées de nos officiers et de nos soldats, et en a trop souvent triomphé. L'attaque était sûre et la mort infaillible, si déjà une maladie antérieure avait préparé le terrain de l'infection.

Les maladies infectieuses ont fait alliance avec les scorbuts, les fièvres rémittentes, le choléra, les diarrhées, les dyssenteries, ordinairement curables, produits de l'influence climatérique, et même nos blessures. Car, après Malakoff, la pourriture d'hôpital, qui, pour la première fois, a envahi fortement nos salles de chirurgie, n'est-elle pas, pour beaucoup de médecins, un véritable enfant du typhus ? Tantôt les maladies infectieuses prenaient la forme de la fièvre typhoïde régulière, que nous observons si fréquemment en France ; tantôt elles pouvaient, par l'expression symptomatique présentée, passer pour un véritable typhus, mais isolé et atténué quant à ses formes : céphalalgie constante et tenace, délire loquace sans être bruyant, de la diarrhée quelquefois, de la constipation souvent, un pouls saccadé, quelquefois peu régulier, petit en général, une modification profonde de l'innervation, qui rendait les mouvements automatiques et incertains, et procuraient aux sens des illusions ; perte de mémoire ; tels étaient les symptômes de cette forme, dont un cas sur trois était mortel. En d'autres circonstances, on observait les caractères localisés de la dyssenterie associés aux troubles profonds de l'innervation. Prévenir ces terribles influences, les détruire lors de leur développement, c'était, et ce sera toujours, chose impossible à l'art. Ce qu'il peut seulement faire dans ce cas d'empoisonnement miasmatique, c'est d'élever une barrière qui s'oppose à l'extension exagérée du mal et à sa dégénérescence en ce typhus terrible des anciennes guerres, qui a détruit les armées. En Crimée, à force de soins et d'activité, par l'emploi constant et raisonné des mesures de prophylaxie et d'hygiène les plus énergiques, nous avons pu dire à ces affreux produits de la grande guerre : Vous n'irez pas plus loin.....

En effet, les cas malheureux de cette nature ont été isolés, et, malgré des pertes cruelles, rien n'a jamais périclité.

Le scorbut n'a jamais atteint, en Crimée, les proportions du scorbut, observé jadis à bord des vaisseaux pendant les voyages de long cours. Il a très-rarement éteint par lui-même les sources de la vie. Les scorbutiques sans complications ont guéri facilement par le repos, une alimentation variée et en partie végétale, et une aération convenable; au contraire, les complications morbides qui sont venues fréquemment se joindre à la maladie qui nous occupe ont rapidement entraîné la mort. Il n'était pas

rare de voir une dyssenterie ou diarrhée, une infection typhoïde ou typhique se joindre au scorbut et
en rendre la terminaison souvent fatale. Mais, bien
que la plus faible partie des scorbutiques ait succombé,
l'armée n'en a pas moins perdu les survivants pour
un temps très-long, et on ne remplace pas facilement
des soldats aguerris.

Il est donc d'une importance extrême d'attirer l'attention de l'État sur ce type important de maladies
des gens de guerre, afin qu'il soit pris des mesures
efficaces contre cette source de grandes pertes. Or,
si, comme j'en ai la conviction, la seule et unique
cause déterminante est l'alimentation uniforme et
grossière que constituent les vivres de guerre actuels,
et qui ne contient pas de végétaux dans sa composi-
tion, il est de l'intérêt du Gouvernement d'y ajouter
règlementairement une ration de légumes Chollet (ju-
lienne, par exemple), lorsqu'il ne serait pas possible
de se procurer des légumes frais. Ce serait un grand
sacrifice d'argent à faire, mais ce sacrifice serait plus
que compensé par le bénéfice de soldats solides que
l'on obtiendrait de cette mise de fonds, si l'on compte
avec nous plus de douze mille scorbutiques sortis des
régiments pour réclamer nos soins dans les infirme-
ries et les ambulances.

Quant aux affections du climat et des saisons, elles
sont nombreuses, mais pas graves isolément, sauf les
diarrhées et les dyssenteries, qui étaient longues et
difficiles à modifier. Mais si, par elles-mêmes, elles
n'ont pas produit de grands ravages, elles ont été
influencées par les autres types, ou elles leur ont
ajouté leur petite dose d'influence : ainsi, l'agent sep-
tique, qui venait quelquefois s'y mêler, leur donnait
une gravité exceptionnelle. D'autre part, lorsque la
température était basse et très-froide, les scorbuts
éprouvaient une perturbation qui pouvait aller jusqu'à la mort. Nous avons recueilli des exemples de
morts subites par œdème du poumon sur des scorbutiques évacués par des temps très-froids. L'hi-

ver était aussi très-désavantageux aux cholériques.

Je pourrais pousser très-loin ces preuves d'influences réciproques; mais celles que je viens de donner suffisent pour en fournir une idée complète.

La conclusion légitime que l'on peut tirer de la description et de l'appréciation médicales que nous venons de tracer rapidement, et sur lesquelles nous reviendrons plus longuement dans l'avenir, c'est que les principes fondamentaux de la pathologie des armées reçoivent une sanction complète de l'expérience renouvelée en Crimée par l'armée d'Orient, et que les jeunes médecins militaires doivent considérer ce qui va suivre comme des axiômes :

1° Les soldats, en guerre, ne sont pas malades de la même manière que tout le monde.

2° Leurs maladies sont spéciales, surtout par leurs causes énergiques, et différentes par leur essence propre, agissant cependant en commun, pour présenter, dans l'organisme d'un même sujet, deux et quelquefois trois types d'altération morbide, qui se disputent la vie du malade en formant un faisceau serré, dont les éléments sont difficiles à séparer par la sagacité du médecin. Il faut cependant faire cette séparation; sans cela, comment juger de la prépondérance relative de chaque élément morbide, et lui opposer un traitement rationnel ?

3° En conséquence, pour opérer, par la pensée, l'analyse d'une maladie complexe, et la pondérer absolument, des études pathologiques, spéciales comme les types des maladies elles-mêmes, sont nécessaires.

4° Les moyens préventifs et curatifs des maladies des gens de guerre s'écartent des règles communes, les indications et les contre-indications ne portant plus sur des individualités morbides, mais bien sur des collections ou pluralités différant un peu sur chaque unité touchée par le mal, suivant mille circonstances de causalité variable.

En terminant cette œuvre, je dois remplir un devoir; c'est de donner aux médecins, qui m'ont si admirablement secondé dans l'administration des soins médicaux aux malades et aux blessés de l'armée, le témoignage public que chacun a fait largement son devoir, et supporté le fardeau d'un service énorme avec une activité, une intelligence et une abnégation parfaites. Quelques braves camarades ont succombé malheureusement à la peine; pour eux, regrets éternels et honneur à leurs mânes; ils ont bien mérité de la patrie et sont morts au champ de l'honneur.

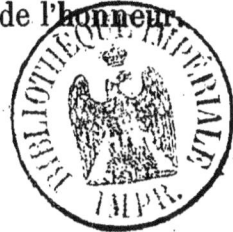

192